AF463550

Notice sur l'

INDICATEUR

DE LA

MORBIDITÉ ET DE LA MORTALITÉ

A

l'Hôpital KALINKINE de Saint-Pétersbourg

DRESSÉ PAR LE

Dr Ed. SPERK

28 Feuilles tirées en six couleurs et formant ensemble un Diagramme de 5 mètres de hauteur sur 2 mètres de largeur

PARIS
OCTAVE DOIN, ÉDITEUR
8, PLACE DE L'ODÉON, 8

1898

NOTICE SUR L'INDICATEUR

DE LA

MORBIDITÉ ET DE LA MORTALITÉ

Notice sur l'

INDICATEUR

DE LA

MORBIDITÉ ET DE LA MORTALITÉ

A

l'Hôpital KALINKINE de Saint-Pétersbourg

DRESSÉ PAR LE

Dr Ed. SPERK

---

28 Feuilles tirées en six couleurs et formant ensemble un Diagramme de 5 mètres de hauteur sur 2 mètres de largeur

---

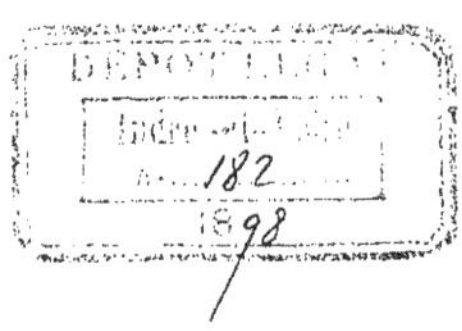

PARIS
OCTAVE DOIN, ÉDITEUR
8, PLACE DE L'ODÉON, 8

1898

NOTICE SUR L'INDICATEUR

DE LA

MORBIDITÉ ET DE LA MORTALITÉ

L'*Indicateur de Morbidité et de Mortalité* que nous publions aujourd'hui se rattache intimement aux *Œuvres complètes* du Dr Édouard-Léonard Sperk, parues l'année dernière[1], et en est le complément nécessaire. Seules des difficultés typographiques exceptionnelles n'ont pas permis de présenter simultanément ces deux ouvrages au public médical.

Ces tables sont la réalisation, aussi complète que lui a permis sa trop courte carrière, de conceptions statistiques toujours chères au Dr Sperk.

Que représentent ces tables? Nous laisserons à l'auteur lui-même le soin d'en donner une idée générale.

Au point culminant de sa carrière médicale et scientifique, après huit années passées à la direction du

[1] Paris, O. Doin, 1896.

plus vaste hôpital vénérien de Saint-Pétersbourg, le Dr Sperk, présentant à la Société russe de Syphiligraphie son *Indicateur*, s'exprimait en ces termes [1] :

« L'usage veut que les rapports qui ont trait aux « diverses branches de la science médicale soient « accompagnés de la démonstration de l'objectif lui-« même des recherches : l'anatomopathologiste dé-« montre ses préparations ; le chimiste, ses réactifs ; « le clinicien présente son malade. Chacun expose les « méthodes de recherches auxquelles il a soumis son « objet. Mais, quand il s'agit de questions sanitaires, le « rapporteur est dans l'impossibilité de présenter son « objectif et même d'entrer dans la démonstration de « ses méthodes. La discussion ne quitte pas, par con-« séquent, le terrain abstrait des déductions générales.

« J'ai fait mon possible pour obvier à ce défaut. « Inspiré des idées de Löwin, Körösi et de plusieurs « autres savants, j'ai entrepris, en 1876, le tracé de « mon *Indicateur de Morbidité et de Mortalité* concer-« nant les prostituées des maisons publiques.

« Il est là, devant vos yeux, et c'est lui l'objectif de « nos recherches : 1.071 sujets y sont inscrits et il « nous est facile d'y suivre l'histoire de chacun d'eux, « à partir de la première entrée à l'hôpital, dès le « mois de mars 1871, jusqu'à l'année 1879 [2].

« Vous trouverez dans cet *Indicateur* chaque entrée « mentionnée par des signes conventionnels ; vous « pouvez déterminer le jour de l'entrée et le jour de la

[1] Pour ne pas surcharger le texte de renvois incessants aux œuvres du Dr Sperk, nous prions le lecteur de se reporter à la Bibliographie par laquelle nous terminons cette notice.

[2] Ultérieurement, l'*Indicateur* a été continué jusqu'en 1885.

« sortie de chaque malade, le genre de maladie et la « méthode de traitement auquel elle a été soumise. Son « âge, sa taille, son poids y ont été consignés. On y voit « les passages de la maison de tolérance dans la caté- « gorie des isolées, et *vice versa*, ainsi que le retour au « travail honnête ; les accouchements et les avorte- « ments que la malade a subis ; enfin l'époque de sa « sortie du champ d'observation par décès ou autre « cause.

« Je vous le demande, comment ferait un homme « seul pour conserver ces mille détails, qui n'ont fait « devant les yeux qu'une apparition fugitive ? Quel est « celui qui peut prétendre tirer des faits observés par « la seule force de son esprit des déductions aussi « exactes que celles qui découlent d'un calcul direct, « basé sur des faits enregistrés ? C'est précisément pour « transporter la question du terrain de l'expérience et « de la mémoire individuelle, souvent défaillante, sur « celui de l'étude exacte, contrôlée aisément par cha- « cun, que j'ai dressé l'*Indicateur de Morbidité* sou- « mis, en ce moment, à votre appréciation. Ainsi, tout « ce que j'aurai l'honneur de vous dire ne se rapporte « pas seulement aux données de mon expérience per- « sonnelle, et par conséquent entaché d'individualité, « mais à des faits mûrement étudiés, et dont chacun « de vous peut vérifier l'exactitude sur les documents « que je lui présente. »

Dans ce court exposé l'auteur, vu l'objet même de son rapport qui traite de questions purement locales, considère l'*Indicateur* comme un aide-mémoire qui, par sa disposition systématique, laissant embrasser d'un seul coup d'œil une grande quantité de faits, permet d'établir à chaque moment donné le mouvement clinique et les résultats des traitements. Mais nous allons voir que, dans ses conceptions, le savant médecin était loin de se borner à ces résultats partiels et qu'il considérait son travail comme l'amorce d'une large méthode de statistique, dont les déductions d'un caractère général prendraient force de lois scientifiques. C'est par ce côté surtout que ces tables acquièrent de l'importance, et c'est ainsi que, d'arides au premier abord, elles apparaissent fécondes d'intérêt.

Appelé, en 1870, à prendre la direction de l'hôpital Kalinkine, spécialement destiné aux femmes vénériennes et qui centralise toutes les prostituées malades de la capitale, le Dr Sperk se mit immédiatement à l'œuvre pour placer la statistique de ce vaste établissement sur un pied largement scientifique. Il apporta à cette tâche son esprit de méthode et l'autorité en vénéralogie que lui conféraient d'importants travaux antérieurs.

Il fit partager à ses collaborateurs, au premier rang desquels il faut citer le Dr Kobyline, les idées larges qu'il se faisait de la mission des médecins hospitaliers. Pour lui l'hôpital n'était pas seulement un dépôt administratif destiné à retirer de la circulation et même à guérir, si possible, les prostituées contaminées et par cela dangereuses pour la santé publique. Le devoir des médecins, envers la science et la société, était d'en faire un centre d'observation, un laboratoire d'où devaient sortir, raisonnées et basées sur des faits, les mesures sanitaires rationnelles tendant à la défense de la population contre l'infection vénérienne.

La tâche dut être ardue, car tout fut à créer. Le

Dr Sperk nulle part dans ses œuvres ne se laisse aller à la moindre critique sur l'état dans lequel il trouva, à son entrée en fonctions, la statistique hospitalière. Mais un *desideratum* qu'il exprime dans son *Programme d'Études* donne, par sa modestie même, de cette statistique une idée assez édifiante.

Le nouveau directeur trouverait « nécessaire de faire « tenir un registre, dans lequel il faudrait inscrire le « nom de chaque malade nouvellement admise, sur une « page spéciale, où l'on noterait plus tard chaque nou- « velle récidive immédiatement au-dessous de la pré- « cédente ».

Ce registre n'existait pas et, ouvert par le Dr Sperk, il devint l'embryon de sa statistique.

Mais ce mode rudimentaire d'enregistrement devint bien vite insuffisant pour cet hôpital de 360 lits, dont le mouvement, par la nature même de sa spécialisation, était extrêmement actif. Le besoin d'une méthode plus maniable se fit sentir, et M. Sperk inaugura le système de fiches individuelles. Voici comment il en décrit l'application :

« Pour qu'on puisse juger de la valeur des maté- « riaux sur lesquels repose ce travail, je dois exposer « le procédé d'enregistrement introduit par moi à « l'hôpital Kalinkine depuis le mois d'octobre 1870. « Toute malade entrant à l'hôpital a une carte nomina- « tive sur laquelle est imprimée la lettre initiale de « son nom ; quand la malade quitte l'hôpital, le méde- « cin écrit sur cette carte un résumé de l'histoire de la « maladie et mentionne, outre le nom, le prénom, la « profession, l'âge, etc., les particularités suivantes : « s'il s'agit d'une prostituée, on indique si elle est en

« maison ou en carte, si elle est envoyée par l'Administration ou par le Comité de police sanitaire ; de « plus, l'époque de l'entrée et de la sortie, l'espèce de « maladie, avec un court sommaire des symptômes, « le traitement mis en usage, la grossesse, etc. ; le « Conseil des médecins prend part à la rédaction de « cette carte. Ces cartes sont rangées par ordre alphabétique et conservées dans une armoire, sur les « tiroirs de laquelle sont inscrites les lettres de « l'alphabet. Si la malade revient à l'hôpital, on ajoute « à la note précédente, au moment de sa sortie, un « résumé des symptômes nouveaux, etc. Cette carte « sert ainsi indéfiniment, aussi longtemps que la « malade revient se faire soigner à l'hôpital de son « plein gré, ou est envoyée par le bureau de la police « sanitaire.

« Pour faciliter la partie technique du travail, les « bords de la carte sont teints de différentes couleurs ; « sur le bord supérieur, des couleurs convenues indiquent si la malade appartient aux prostituées « inscrites ou aux prostituées clandestines, si elle est « entrée volontairement ; sur les côtés latéraux, des « couleurs convenues indiquent les formes principales « de la maladie : syphilis, chancre simple, blennorrhagie, affections de la peau non spécifiques, etc. A la « fin de l'année, on rassemble toutes les cartes et on « vérifie, d'après les feuilles d'observations, s'il n'y « a pas de *duplicata* ou d'omission. Les matériaux ainsi « vérifiés vont pouvoir être classés. »

Ce système, qui répondait à la méthode individuelle de Körösi, était déjà un grand pas, car il permettait un classement systématique et des rapprochements indispensables aux déductions. Mais, eu égard aux exigences particulières de la statistique clinique à l'hôpital Kalinkine, il fut jugé insuffisant. En effet le stock toujours croissant des fiches individuelles exigeait, pour leur dépouillement, un travail de plus en plus considérable. La recherche d'une série de faits cliniques, qu'il était indispensable de mettre en regard pour en faire jaillir une généralisation, entraînait un déclassement et un reclassement laborieux, sans donner pour cela une évidence parfaite et démonstrative. Excellente pour le collectionnement d'une catégorie unique de faits, la méthode de Körösi se trouve insuffisante et obscure pour peu que les points de vue se multiplient, comme il en est dans des observations cliniques dont les éléments, aussi nombreux que disparates, concernent non seulement la maladie en elle-même, mais la catégorie prostitutionnelle, l'âge du sujet, les péripéties de sa carrière, etc.

Ces considérations amenèrent le Dr Sperk à compléter son système de statistique par des tables qui refléteraient dans leur ensemble les documents consignés dans les fiches, leur donnant en même temps assez de limpidité et de cohésion pour que les déductions apparaissent pour ainsi dire mécaniquement, d'elles-mêmes.

Les systèmes préexistants répondaient peu à ses besoins. La méthode dite géométrique de Becker et Löwin arrêta un instant son attention, mais il y reconnut, dans la pratique, des inconvénients sérieux. Il s'en inspira, néanmoins, pour construire son système qu'il distingue sous le nom de système *graphique*, système plus maniable et d'une application plus vaste.

La conception, par elle-même, est des plus simples. Elle consiste en un tracé présentant des traits verticaux qui le divisent en autant de rectangles qu'il y a d'années d'observation. Ces rectangles sont subdivisés à leur tour, et dans le même sens, en mois et en jours, ou groupes de jours (groupes de trois jours dans l'*Indicateur*). Le temps se lit, par conséquent, de gauche à droite.

Des traits horizontaux coupent à intervalles égaux les lignes de temps. Ce sont des lignes individuelles. Chacune est dévolue à un sujet et lui appartient depuis son entrée jusqu'à sa disparition définitive du champ d'observation.

La malade y est inscrite à son numéro d'ordre d'entrée, qui est marqué sur la ligne correspondante de temps, à la date précise de cette entrée. Sur cette ligne individuelle, et à l'aide de signes conventionnels, caissons de couleur déterminée dans notre cas, sont portés tous les faits cliniques concernant la malade. La longueur du caisson indique la durée de chaque observation partielle. Sa couleur correspond à un genre de maladie déterminé. Des signes ou abréviations convenus relatent chemin faisant les incidents ou complications subites survenus. Il est donc possible d'embrasser d'un coup d'œil toute une histoire clinique dans ses moindres détails.

Voilà déjà un avantage pratique notable. Mais, s'il était unique, on n'aurait là qu'un perfectionnement de la fiche, qui, bien que d'une façon moins expéditive, fournit les mêmes renseignements.

Le côté original de l'*Indicateur* apparaît seulement quand il s'agit de tirer des déductions générales.

Procédons par ordre, et occupons-nous d'abord des entrées.

Chaque malade étant portée à son rang et à sa date d'inscription, la série des entrées, comme on s'en rend facilement compte en examinant le tracé, figure une diagonale de gauche à droite et de haut en bas, c'est-à-dire intermédiaire aux lignes individuelles, horizontales, et aux lignes de temps, verticales. Si le nombre d'entrantes est le même tous les jours, cette diagonale devient régulière et rectiligne. Mais chaque variation dans le nombre d'entrées survenues en un espace de temps déterminé se traduira par une déviation de la diagonale, que nous appellerons, avec M. Sperk, *ligne initiale.* Le nombre d'entrées augmente-t-il, la ligne initiale se rapproche de la verticale, décrivant une courbe d'autant plus prononcée que les entrées sont plus nombreuses. L'inverse a-t-il lieu? La ligne initiale tend de plus en plus à se rapprocher de l'horizontale. Dans l'un et l'autre cas la courbe suit exactement le mouvement des entrées, chaque déviation à droite signalant une diminution, chaque déviation à gauche correspondant à une augmentation de ces entrées.

On saisit déjà toute l'importance de cette ligne initiale. Elle représente la courbe de la morbidité. M. Sperk est persuadé que chaque maladie épidémique ou endémique se caractérise par un type particulier de ligne initiale. « Je suis convaincu, » dit-il, « que les résultats obtenus par la statistique des épidémies ne tarderont pas à démontrer l'importance considérable que « présente l'étude des lignes initiales, de sorte qu'aux « époques d'épidémie il sera aussi indispensable, pour « le médecin hygiéniste, de connaître la courbe de la

« ligne initiale qu'il est indispensable, pour le médecin « thérapeute auprès d'un malade fébricitant, de con« naître la courbe de sa température. »

Observe-t-on une tendance de la ligne initiale à se porter de plus en plus à gauche, il est probable que ce mouvement va s'accentuer encore. On se trouve, par conséquent, dans une période de recrudescence préépidémique, et, dans tous les cas, les causes de la multiplication des cas morbides demande à être recherchées. La comparaison des courbes de plusieurs années consécutives par saisons permet d'établir la règle des variations périodiques des endémies. D'ailleurs le développement des considérations nombreuses qui découlent de l'étude de la ligne initiale nous entraînerait bien audelà des limites d'une simple notice.

Un triangle rectangle, dont les côtés sont formés respectivement par la première ligne individuelle et la ligne de temps du dernier jour du douzième mois, et dont la ligne initiale représente l'hypoténuse plus ou moins régulière, figure la première année d'observation. Seuls les sujets inscrits au 1er janvier présentent une observation annuelle complète. La durée de l'observation concernant le reste des malades va en diminuant jusqu'à celles qui, inscrites au mois de décembre, ne donnent qu'une observation d'une durée d'un mois, ou moins encore. Les données, par le fait même de leur durée inégale, ne seront, par conséquent, pas comparables entre elles. La seule déduction pratique que permettra de faire une période ainsi limitée concerne le nombre annuel des décès.

La statistique annuelle complète est contenue dans un parallélogramme oblique compris entre la ligne initiale et une autre ligne parallèle à cette dernière et menée à une distance, équivalant sur le graphique à une période de douze mois. Cette ligne s'appelle l'*isochrone*, et la tranche qu'elle limite contient le relevé du nombre d'infections, de rechûtes, etc., qui surviennent pour chaque sujet dans le courant d'une année après la première admission.

En résumé, ces tables, telles qu'elles nous sont présentées, ont une importance capitale pour l'établissement hospitalier qu'elles concernent et pour les institutions chargées de la surveillance de la prostitution dans la ville de Saint-Pétersbourg. Là se bornerait leur intérêt direct, car, au point de vue large de la science, le champ observé est trop étroit et le nombre d'années trop restreint pour prétendre à autre chose qu'à des conjectures. Mais, malgré la durée relativement minime des quinze années d'observation, le Dr Sperk a su utiliser les matériaux de sa statistique, et il a établi une série de déductions fort intéressantes tant au point de vue du mouvement de l'effectif des maisons publiques et des filles isolées qu'à celui de la marche des accidents syphilitiques dans ces deux catégories de prostituées. Il a établi, en particulier, la durée de la période primaire (condylomateuse), période la plus importante à connaître à cause du danger de contagion. Il a fait, sur ces mêmes documents graphiques, une étude très remarquable des résultats fournis par diverses méthodes de traitement.

Mais l'auteur est le premier à reconnaître l'étroitesse des données scientifiques tirées de ses tables incomplètes et leur valeur scientifique secondaire. Et si, dans les dernières années de son activité, il consacre à cet instrument de statistique beaucoup de ses pensées, c'est que ses visées sont plus hautes. Il considère son *Indicateur*, tel qu'il est livré actuellement au public médical, tel qu'il le préconise devant les pouvoirs publics, non comme une œuvre achevée, mais comme le premier modèle, comme l'amorce d'un vaste système, qui, largement appliqué partout où la surveillance sanitaire existe, enlèvera à cette surveillance son caractère actuel incertain et tâtonnant; et ce système, prolongé pendant un nombre suffisant d'années, transformera complètement la science de l'hygiène publique par les nouvelles lois, dont la manifestation se produira d'elle-même, mécaniquement pour ainsi dire.

Ce n'est pas seulement dans les hôpitaux que le Dr Sperk voudrait voir fonctionner son *Indicateur*, c'est dans toutes les agglomérations soumises à une surveillance médicale : établissements d'éducation, corps de troupes, navires, hospices et asiles, prisons, fabriques et usines, enfin familles ayant un médecin habituel.

Une fois établies pour un grand nombre d'agglomérations observables, les déductions puisées dans ces *Indicateurs* pourraient s'étendre, avec une grande dose de probabilité, sur la population tout entière. Ainsi ressortirait, en pleine lumière, la corrélation entre la mortalité et la morbidité, ainsi que le rapport de ces deux éléments avec la population dans son ensemble. Entre toutes les branches de l'hygiène publique, celle qui bénéficierait le plus de ce genre de statistique, celle dans laquelle les résultats pratiques se feraient le plus tôt sentir, serait incontestablement l'hygiène prostitutionnelle, avec son satellite fatal, — la vénéralogie.

Nous venons de voir que, pour la réalisation de tous les avantages de l'application de l'*Indicateur*, deux conditions sont nécessaires : l'observation d'un groupe déterminé de la population, et une certaine durée de cette observation, qui devra embrasser soit la durée maximale de la vie de l'individu, soit, au moins, d'une période caractéristique de son existence.

Si, pour rester sur le terrain habituel de l'auteur, nous prenons comme groupe déterminé la classe des prostituées, pour remplir la deuxième condition, la fille publique devra figurer sur le graphique dès son début dans la carrière. Il faut, en outre, que l'observation embrasse au moins le double de la durée maximale d'une carrière de prostituée, — soit soixante ans, — trente ans étant, d'après l'auteur, la limite extrême de l'exercice du métier. Ceci réalisé, nous sommes en possession d'un élément de recensement complet.

En effet la ligne de temps de la trentième année coupe les lignes individuelles de tout le personnel présent à cette date, qui apparaît avec tous les détails de son existence passée, présente et à venir, par rapport à l'époque choisie. Contrairement aux recensements extemporanés, seuls praticables avec nos moyens actuels et basés sur des renseignements plus ou moins vagues et impossibles à contrôler, ce recensement, avec pièces à l'appui, reposerait sur des faits authentiques et précis.

Néanmoins l'idéal n'est pas encore atteint, car — nous cédons ici la parole à M. Sperk lui-même : — « Supposons que l'observation a duré assez longtemps, « et que le parallélogramme ABFC (celui de l'obser- « vation générale complète) se trouve réellement rem-

« pli de faits. Il reste à savoir si un tel travail pourra « être considéré comme terminé. — Non! ce travail ne « fera que suggérer à l'esprit de l'explorateur d'autres « questions posées par l'histoire de l'évolution du phé- « nomène étudié. Mais nous ne disposons pas toujours « d'un matériel satisfaisant pour reconstituer le passé ; « nous nous verrons donc souvent obligés de le com- « pléter par des calculs basés sur des probabilités. « Quant à l'étude du présent, elle a non seulement un « intérêt scientifique, mais encore une application pra- « tique très importante, puisqu'elle nous donne la « possibilité de prévoir l'avenir. Toutefois cet avenir « n'est jamais égal au présent ; il ne lui est que sem- « blable et ne peut être calculé qu'avec plus ou « moins de probabilité. La valeur des faits recueillis « augmentera, par conséquent, à mesure que grandit « la probabilité des calculs basés sur ces faits et « appliqués à l'histoire de l'évolution du phénomène « étudié. »

La mise en pratique de l'*Indicateur* dont la portée scientifique doit se manifester dans l'avenir n'est pas une institution stérile pour le présent. La surveillance courante de la prostitution en bénéficierait d'ores et déjà dans une large mesure.

Dans tous les pays civilisés cette surveillance est dévolue à des institutions de police, dans lesquelles le contrôle médical constitue l'élément responsable au point de vue sanitaire. Le médecin prononce sans appel l'interdiction à la prostituée de l'exercice de sa profession, et même son internement dans un établissement hospitalier. Or le principal, le seul pourrait-on dire, procédé de contrôle dont le praticien dispose est la visite matérielle plus ou moins fréquente ; forcément hâtif et superficiel, cet examen donne les indications les plus aléatoires, car qui ne connaît la différence énorme au point de vue de la sécurité publique que présentent des lésions identiques au premier abord, chez deux sujets, selon leurs antécédents vénériens ? Voici deux femmes portant des excoriations de même aspect. L'une n'avait jamais été malade, l'autre est une ancienne syphilitique guérie. L'une constitue un excellent terrain de contamination, et comme telle devra être en toute équité mise en observation ; chez elle des accidents syphilitiques peuvent éclore d'un jour à l'autre : elle est dangereuse. L'autre, immunisée par une première atteinte, parvenue à une période dans laquelle le contage n'est plus transmissible, quels que soient les traumatismes que portent ses organes, ne présente aucun danger. Rien ne justifierait, envers elle, une mesure de rigueur. Mais, devant l'examen du médecin, non éclairé par la connaissance des antécédents, les lésions sont les mêmes, et, privé des éléments nécessaires pour faire un triage, il enverra à l'hôpital la malade et la bien portante. Celle-là, on la guérira peut-être ; celle-ci encombrera inutilement les salles, mangera sans profit sa part du budget hospitalier, et, aigrie par une injustice dont elle se rend mieux compte que le médecin, ira, à sa sortie, grossir les rangs de la prostitution clandestine.

Le Dr Sperk estime que la diminution du contingent onéreux des femmes internées, et dont l'état ne justifie aucunement cette rigueur, compenserait avec usure les frais d'une statistique prostitutionnelle largement généralisée. Et, de fait, le médecin, au courant des antécédents morbides des filles qui se présentent à la visite, serait en mesure de faire un triage précis qui éviterait bien des erreurs.

« Mais, remarque M. Sperk, privé de renseignements « exacts sur l'état sanitaire des sujets qu'il examine, « le médecin ne peut faire autrement que d'hospita- « liser, sans distinction, les femmes indemnes encore, « — pour lesquelles cette précaution peut être salu- « taire, — pêle-mêle avec les femmes déjà syphilisées, « qui subiront, sans utilité aucune, cette détention tar- « dive. »

Nous résumons, en terminant, les conclusions de l'auteur sur les avantages de son système de statistique en ce qui concerne la prostitution et la syphilis :

1° Il permettrait l'étude approfondie de la prostitution elle-même et de la syphilis, qui se développe dans son milieu ;

2° Il faciliterait l'élaboration des mesures les plus applicables à l'enrayement de la syphilis ;

3° L'action des différentes méthodes de traitement pourrait être scrupuleusement étudiée, non seulement dans son influence sur les manifestations isolées de la vérole, mais aussi sur tout le cours de la diathèse ;

4° Par son emploi on parviendrait à faire l'histoire clinique et hystologique de la syphilis, non seulement par symptômes isolés, mais dans son ensemble ;

5° Dans le cas où des indicateurs analogues seraient institués dans toutes les villes de Russie et de l'Étranger, dotées d'un bureau sanitaire, il deviendrait possible d'étudier avec des données certaines l'influence du climat sur la marche de la syphilis.

« L'introduction dans la pratique de l'*Indicateur de*

« *Morbidité et de Mortalité*, termine l'auteur, nous « mettrait en mesure de connaître la valeur sanitaire « de chaque individu et par ce moyen de nous rappro- « cher de l'idéal qui doit inspirer toute mesure sani- « taire : atteindre le plus possible de résultats favo- « rables à la santé publique en lésant le moins « possible les intérêts de chacun. »

BIBLIOGRAPHIE

Dès son entrée comme suppléant à l'hôpital Kalinkine, en mars 1870, le Dr Sperk s'occupe de la statistique de l'hôpital, dont il jette les bases dans son *Programme d'Études spéciales à organiser à l'Hôpital Kalinkine de Saint-Pétersbourg* (*Œuvres*, t. II, art. 1).

Cette article, écrit pour le concours à l'emploi de médecin en chef, a paru dans les *Archives de Médecine légale et de Police médicale*, n° 2, juin 1871, (Voir p. 16 et 17, 27-29).

Dans l'article : *Recherches statistiques sur la Syphilis dans la Population féminine de Saint-Pétersbourg* (*Œuvres*, t. II, art. 4), — paru dans le *Recueil de Travaux concernant la Médecine légale*, 1873, t. II, — se trouve développé le système des fiches (Voir p. 88 et 89).

A la fin des *Nouvelles Recherches statistiques sur la Syphilis dans la Population féminine de Saint-Pétersbourg* (*Œuvres*, t. II, art. 8), — paru en 1877, dans le même *Recueil*, — on trouve déjà une description sommaire de l'*Indicateur de Morbidité et de Mortalité*, avec schéma et spécimen (Voir p. 330 et *passim*).

Ce n'est qu'en 1885 que l'auteur, dans un article spécial : *Théorie de la Statistique concernant la Morbidité et la Mortalité. — Son Rôle dans l'Étude de la Prostitution et de la Syphilis* (*Œuvres*, t. II, art. 9), nous donne l'exposé théorique complet de son *Indicateur*. Cet article remarquable, paru dans le *Messager de Médecine légale*, 1885, t. I et II, a été traduit en allemand dans *Vierteljahrschrift für Dermatologie und Syphilis,* Prague, 1886.

Nous y renvoyons ceux qui voudraient se faire une idée de l'*Indicateur* plus complète que ne peut en donner notre courte notice.

Enfin, dans un rapport lu à la séance de la Société russe de Syphilographie et de Dermatologie, le 28 février 1887, intitulé : *Données scientifiques concernant la Réforme des Mesures de Police sanitaire* (*Œuvres*, t. II, art. 10), le Dr Sperk énumère avec éloquence les avantages de l'*Indicateur* (Voir le § 1).

A la suite de cette énumération des œuvres du Dr Sperk se rapportant à l'*Indicateur de Mortalité et de Morbidité*, il est juste de citer deux articles de son principal collaborateur, le Dr Kobyline, auxquels articles l'*Indicateur* a servi de base.

C'est d'abord la thèse inaugurale de doctorat, présentée en 1877 sous le titre :

Taille, Poids et Circonférence de Poitrine des Femmes saines et syphilitiques, sur la foi des Mensurations et des Pesées faites à l'Hôpital municipal Kalinkine; Saint-Pétersbourg, 1877.

Comme suite à cette étude, une deuxième étude parue

dans le *Messager d'Hygiène publique, de Médecine légale et de Médecine pratique*, t. VII, liv. III, 1890, intitulée :

Essai d'Application de l'Anthropométrie à l'Étude de la Syphilis.

Dr DE KERVILLY.

Nous avons dit plus haut que, de 1871 à 1876 inclusivement, chaque malade entrée à l'hôpital Kalinkine recevait un numéro d'ordre, sous lequel on l'inscrivait sur le diagramme. Les numéros recommençaient au début de chaque année.

En 1871 il y a eu 83 entrées ; en 1872, 181 ; en 1873, 120 ; en 1874, 145 ; en 1875, 207 ; et enfin en 1876, 335. En tout, 1.071.

A chaque rentrée ultérieure la malade était inscrite sur la même fiche, et, sur le diagramme, sa nouvelle entrée était indiquée par un trait vertical de 2 millimètres de hauteur et correspondant à la date de l'entrée. Sa sortie étant également indiquée par un trait semblable, on réunissait, après coup, les deux traits verticaux par un ou deux traits horizontaux. De même que le premier trait vertical indique la date de l'entrée et le second celle de la sortie, la longueur du trait horizontal indique la durée de la présence à l'hôpital. Les différentes couleurs dont on teintait les caissons indiquaient le genre de maladie. Ainsi le caisson noir indique la blennorrhagie ; le caisson bleu, le chancre mou ; enfin les trois teintes : jaune, rose et rouge, indiquent successivement les trois périodes de la syphilis : primaire, secondaire et tertiaire. Nous n'insistons pas sur les autres signes conventionnels dont l'explication détaillée est donnée à la fin de cette note.

De 1871 à 1874 chaque malade était soumise aux mensurations, répétées souvent deux, trois et même quatre fois, à chaque nouvelle entrée à l'hôpital. L'époque de la mensuration était indiquée sur le diagramme par une petite croix, et les mensurations elles-mêmes étaient consignées à gauche du tableau sur une marge laissée *ad hoc*. Pour plus de clarté, les éditeurs du tableau ont disposé les chiffres dans des colonnes régulières. Dans l'original les chiffres étaient inscrits les uns après les autres, et seules les croix : une, deux, trois ou quatre, indiquaient à quelle place du diagramme, c'est-à-dire à quelle époque, se rapportaient les mensurations inscrites.

Les pensionnaires de l'hôpital Kalinkine étaient de plusieurs catégories. Leur position sociale était, à la première entrée, indiquée par un signe d'une couleur déterminée. Quand, à la nouvelle entrée, on constatait le changement de position sociale, on l'indiquait sur le diagramme par un nouveau signe de la couleur correspondant.

La grossesse, les fausses couches, les médicaments prescrits et employés, ainsi que la dose, la mort enfin sont indiqués sous le caisson correspondant à l'époque où la médicamentation est prescrite, où l'événement a lieu.

En 1875 et 1876 les observations deviennent plus

rares. On n'inscrit presque plus que le numéro d'ordre et l'âge. A partir de 1877 on ne fait plus d'observation que sur les anciennes pensionnaires. Nous ne savons pas si l'hôpital continuait à en recevoir de nouvelles, mais les entrées et les sorties des anciennes continuaient à être portées sur le diagramme jusqu'à l'année 1885.

Disons, pour finir la description du diagramme du Dr Sperk, que l'original, dont nous avions à Paris une copie fidèle, représente une feuille de papier quadrillé collée sur toile et ayant environ 2 mètres de largeur sur 5 mètres de hauteur !

Les éditeurs n'ont pas cru pouvoir embarrasser le lecteur français par un tableau de dimensions aussi considérables et l'ont fractionné en 28 feuilles que les lecteurs pourront réunir par années, ou même en un tableau unique comme l'*Indicateur* original. A part ce fractionnement et la disposition des tableaux de mensurations, le diagramme publié est la reproduction aussi fidèle que possible de la minute établie par le Dr Sperk pendant sa longue carrière de médecin en chef de l'hôpital Kalinkine.

Tours. — Imp. Deslis Frères, 6, rue Gambetta.

www.ingramcontent.com/pod-product-compliance
Ingram Content Group UK Ltd.
Pitfield, Milton Keynes, MK11 3LW, UK
UKHW012308240726
13966UKWH00004B/1731

9 782012 784451